APERÇU PATHOLOGIQUE

SUR LA

COCHINCHINE

PAR

LE Dr J. HARMAND
Médecin de 2e classe de la Marine, Chevalier de la Légion-d'Honneur,
Officier d'Académie.

EXTRAIT DU ONZIÈME VOLUME
DES MÉMOIRES DE LA SOCIÉTÉ DES SCIENCES NATURELLES
ET MÉDICALES DE SEINE-ET-OISE

VERSAILLES
IMPRIMERIE DE E. AUBERT
6, avenue de Sceaux.

1874

APERÇU PATHOLOGIQUE

SUR LA

COCHINCHINE

PAR

LE Dr J. HARMAND

Médecin de 2e classe de la Marine, Chevalier de la Légion-d'Honneur,
Officier d'Académie.

EXTRAIT DU ONZIÈME VOLUME
DES MÉMOIRES DE LA SOCIÉTÉ DES SCIENCES NATURELLES
ET MÉDICALES DE SEINE-ET-OISE

VERSAILLES

IMPRIMERIE DE E. AUBERT

6, avenue de Sceaux.

1874

APERÇU PATHOLOGIQUE

SUR LA

COCHINCHINE

MESSIEURS,

Je n'ai pas, bien entendu, l'intention ni le pouvoir de faire en si peu de temps un travail sérieux, et réellement scientifique. Je dois me borner à vous signaler les faits qui distinguent le sud de l'Indo-Chine au point de vue pathologique, en passant très-rapidement sur les affections qui se comportent, en quelque sorte, d'une façon classique. Chemin faisant, je vous dirai les quelques faits que j'ai pu recueillir sur la façon dont les indigènes pratiquent la médecine et sur les modifications que leur manière d'être impriment aux maladies qui les attaquent.

Je dois commencer par vous faire remarquer que la question si complexe de l'acclimatement et de l'acclimatation ne peut être abordée en Cochinchine et au Cambodge. Comme dans tous les pays à fièvre intermittente, surtout lorsque ces affections atteignent un certain degré d'intensité, on peut dire que, loin de s'acclimater, l'Européen a d'autant plus de chances de tomber malade, et gravement malade, qu'il y a plus de temps qu'il séjourne dans le pays : on résiste plus ou moins longtemps, et voilà tout.

Il y a cependant un certain nombre d'exceptions. C'est ainsi que nous avons vu quelques missionnaires mourir en Cochinchine après y avoir vécu vingt ou trente années. Mais quoi qu'on en dise, l'exception ne confirme pas la règle, et encore, dans les cas que je vous cite, il faut remarquer que ces prêtres avaient passé la plus grande partie de leur existence au Tong-King ou dans le nord de l'empire d'Annam, où les conditions climatériques et telluriques sont tout autres que dans le sud.

Vous comprenez facilement quelles sont les conséquences qui résultent de cet état de choses au point de vue de l'avenir et de la prospérité de nos possessions, et voilà pourquoi je vous demanderai la permission d'insister un peu sur ce grave sujet.

Le nombre des enfants nés en Cochinchine de parents européens, sans être très-considérable, est dès à présent suffisant pour juger encore mieux cette question : la plupart de ces enfants meurent peu de temps après leur naissance, ou n'échappent à une mort certaine qu'en partant au plus vite vers leur mère-patrie et nous devons, malheureusement, désespérer de voir jamais se former une race de créoles de Cochinchine. Les femmes blanches elles-mêmes sont en butte à mille dangers, surtout à l'époque de l'accouchement.

Si j'avais besoin de preuves, je vous citerais ce qui se passe au Bengale, et même aux Antilles. La race créole, au sens strict du mot, n'y existe que de nom, et il faut, pour la perpétuer, une infusion constante de nouveau sang européen.

Maintenant, vous allez voir où je désirais en venir c'est que si nous voulons, non pas seulement élever en

Cochinchine un établissement d'avenir, mais même garder cette riche contrée, il faut absolument que nous ayons près de là une sorte de *sanitarium*, un point où les colons, les commerçants puissent aller, à peu de frais, réparer leurs forces épuisées, tout en surveillant leur commerce. Les Anglais nous ont devancé dans cette voie. Chaque année des familles anglaises quittent les grandes villes de la côte et vont passer quelques mois dans les Nilgherries et les Ghaottes à 3,000 mètres au-dessus du niveau de la mer.

En Cochinchine, nous n'avons pas de montagnes assez élevées ni assez vastes pour se prêter à des stations de ce genre. Un certain nombre d'essais ont été tout à fait infructueux, et n'ont servi qu'à dépenser des sommes énormes, qu'on aurait économisées si l'on avait voulu écouter la voix des médecins, qu'on s'est bien gardé de consulter, naturellement.

Ce point n'existant pas dans le Delta, il est bien évident qu'il faut le chercher ailleurs, et la politique comme la médecine s'accordent à nous faire tourner les yeux vers le bassin du Song-Koi, vers cet autre grenier de l'empire d'Annam, le Tong-King, en un mot.

Pour vous donner une idée du Tong-King à ce point de vue, je vous dirai que pendant notre expédition, où nous avons eu des fatigues incroyables à supporter, mal vêtus, plus mal nourris, nous avons perdu un seul homme de maladie, et d'une pneumonie ! Les hommes fatigués ou malades de Cochinchine se remettaient à vue d'œil. Il est vrai que c'était en hiver, et que pour l'été il faut réserver la question. Mais, peu importe au point de vue qui nous occupe ; le fait est acquis : il y a toute une saison excellente, et c'est ce qu'il faut ; c'est nécessaire et suffisant.

La mortalité des troupes est très-considérable. De ridicules statistiques officielles l'ont fait descendre à 4 p. 100. C'est bien le cas de rappeler le proverbe : « Qui veut trop prouver, ne prouve rien. » Je crois me rapprocher de la vérité en disant qu'elle est de 9 à 10 p. 100, en tenant compte des décès qui ont lieu pendant la traversée de retour, ou dans les quelques jours qui suivent le débarquement à Toulon. Je laisse encore de côté des pertes nombreuses en hommes et en officiers qui meurent dans leurs familles, après avoir traîné une existence misérable de quelques mois. La Cochinchine offre, en effet, ceci de particulier que les affections chroniques, parvenues à un certain point, sont d'une ténacité dont on ne peut se faire idée ; l'organisme est comme épuisé, et ne peut plus réparer ses pertes. Des malades du Sénégal, en apparence aussi sérieusement atteints, se remettent plus vite et plus facilement. Cette différence tient sans doute à la longueur de la traversée et au mépris absolu de toutes les règles de l'hygiène et de l'humanité à bord des transports militaires, en dépit des récriminations constantes, et des rapports courageux des médecins de la marine.

Il y a eu quelques améliorations réalisées; mais il y a deux ans, sur les transports de Cochinchine, qui rapatriaient trois à quatre cents malades, il n'y avait à bord, ni cuisine, ni cuisiniers pour ces malheureux, qui avaient donné leur vie à la patrie, et l'on était obligé de *prier* un de leurs camarades, malade lui-même le plus souvent, de faire la cuisine, et quelle cuisine !

Le séjour réglementaire était jusqu'à présent de trois années ; mais une récente décision, qu'on ne peut trop louer, vient de l'abaisser à deux années. Elle est due à l'amiral Pothuau, qui aura sauvé ainsi des centaines d'existences. Depuis que cette mesure est en vigueur, le nombre des malades aux hôpitaux de la colonie et des décès a baissé dans une proportion remarquable, et l'on atteindra alors peut-être, ce fameux 4 p. 100, dont on a tant ri en Cochinchine.

Avant de terminer cet important sujet, je dois vous dire que les chiffres que je vous donne ne sont qu'une approximation basée sur mes observations, mais n'ont aucune valeur statistique. De plus, une évaluation de ce genre n'est pas comparable aux moyennes que nous obtenons en France, sur des hommes parcourant en France toutes les phases de leur existence. Il faut dire pour nos colonies : la mortalité est de tant pour cent pour un séjour de trois ans ; ce qui est bien différent. Car, si on laissait, je suppose, la Cochinchine sans communications pendant dix ans, par exemple, je crois que le navire qui viendrait voir au bout de cette période ce qui s'est passé, aurait peu de malades à rapatrier : tout le monde à peu près serait mort, et les survivants ne vaudraient pas beaucoup mieux.

Je vous prie de croire que je n'exagère rien. Je serais plutôt porté à diminuer le mal. La Cochinchine est un pays que j'aime malgré tout, et sa prospérité me tient plus à cœur que je ne saurais vous le dire.

Avant de passer à la description des principales maladies du pays, je dois vous rappeler brièvement quelles sont les conditions du climat et du sol, dont je vous ai déjà parlé dans ma précédente communication.

La température moyenne de l'année est de 28°,5. Les températures maxima prises dans de bonnes conditions d'observation, dans l'intérieur des maisons closes, sont de 36°. Elles arrivent dans les mois d'avril et de mai. La température minimum + 19 ou 18°,5 ; mais ces dernières ne s'observent que pendant peu de jours, et pendant une heure, chaque matin, à la fin de décembre, ou les premiers jour de janvier.

Les températures les plus élevées correspondent au début de la saison des pluies, les autres au moment où a saison sèche est bien établie ; car l'année, comme je vous l'ai dit déjà, se sépare en saison des pluies, de mai à octobre, correspondant à la mousson de SO, et saison sèche pour le reste de l'année correspondant, à la mousson de NE.

Ce qui est particulier à ce climat, et qui le rend si pénible et si énervant, c'est, outre de très-faibles variations nycthémérales, l'état hygrométrique, toujours très-élevé, mais surtout pendant la saison des pluies. On est comme dans une étuve : la sueur ruisselle sur tout le corps. Le moindre mouvement est une fatigue, l'esprit est sans ressort, le travail intellectuel est à peu près impossible. Ajoutez à cela des orages journaliers, et vous aurez une idée de la saison des pluies. Pour mon compte cependant, je la préfère à la saison sèche, qui peut se comparer à l'hiver de nos pays. Pendant les pluies, la nature est dans tout son éclat, la vie se manifeste partout avec surabondance. C'est le bon moment pour le naturaliste et le chasseur.

Vous savez déjà que le Cambodge et la Cochinchine française sont formés d'alluvions modernes. Presque toutes nos possessions et une bonne partie du Cambodge sont absolument plates, à peu près au niveau de la mer; et même en beaucoup de points le niveau du sol est inférieur à celui de la mer. Cette immense plaine est parcourue par les bras du Cambodge, les Vaïcos, le Don-Naï et la rivière de Saïgon, reliés entre eux par une foule de canaux naturels, remarquablement profonds, connus sous le nom espagnol d'*arroygos*. La faible pente du sol fait que les marées se font sentir à de très-grandes distances dans l'intérieur des terres, et que les berges des fleuves et des arroygos sont alternativement couvertes d'eau ou exposées aux rayons d'un soleil de plomb. Toutes ces conditions sont très-favorables aux facilités des communications et à l'agriculture, mais désastreuses à notre point de vue médical.

Toutes les côtes sont couvertes de palétuviers, l'arbre des marais salés ou saumâtres sous la zone tropicale, et dont le feuillage triste et monotone accuse partout l'insalubrité du sol.

En remontant au N et à l'O de la pointe de Cochinchine les terrains deviennent plus élevés; les rizières font place aux cultures d'arachides, de cannes, de tabac, d'indigo, etc.; le sol limoneux et noir du sud est remplacé par une terre argilo-ferrugineuse rouge,. très-fertile, ou sablonneuse et blanche. Il y a quelques montagnes granitiques. Ces formations sont généralement couvertes de forêts plus ou moins dévastées, plus ou moins épaisses, mais remarquablement dangereuses relativement à l'éclosion de certaines affections, dont je vais bientôt vous parler.

Les travaux médicaux concernant la Cochinchine sont déjà assez nombreux. Il y a surtout beaucoup de thèses inaugurales, dont quelques-unes sont très-remarquables et ont obtenu des récompenses académiques.

Voilà quelques ouvrages que je vous citerai; j'en oublie encore un certain nombre :

Armand. — Lettres de l'expédition de Chine et de Cochinchine. (*Gazette médicale*, 1862.)

Armand. — Du choléra observé en Cochinchine et de son traitement. (*In Bulletins* de l'Acad. de Méd., 1864-65)

Linquette. — Une année en Cochinchine. (*In Mem.* de médecine, chirurgie et pharmacie militaires, 1864.)

Champenois. — Études sur le Thuong-Son. (*In Mem.* de médecine, chirurgie et pharmacie militaires, 1864.)

Richaud. — Essai de topographie médicale de la Cochinchine. (*Archives de méd. navale*, 1864.)

Col. — Histoire médicale du poste de Rach-Tra. (Th., Paris, 1864.)

Julien. — Lésions anatomiques de la dysenterie de Cochinchine. (Montpellier, 1864.)

Fournier. — Des fièvres paludéennes à détermination gastro-intestinale et à forme cholérique, observées en Cochinchine. (Th., Montpellier, 1864.)

Laure. — Expédition de Chine et de Cochinchine. (Paris, 1864.)

Bourgarel. — De la dysenterie endémique dans la basse Cochinchine. (Th., Montpellier, 1866.)

Gayme. — De la dysenterie endémique dans la Cochinchine française. (Th., Montpellier, 1866.)

Lemoisne. — Notes sur la dysenterie des pays chauds. (Th., Paris, 1868.)

Poujade. — Du choléra dans la Cochinchine française. (Th., Paris, 1868.)

Saux. — De l'hépatite dans les pays chauds. (Th., Paris, 1868.)

Gimelle. — Notes médicales sur la Cochinchine. (*In Union médicale*, 1868.)

Thorel. — Notes médicales du voyage d'exploration du Mékong. (Th., Paris, 1870.)

Leclerc. — De la rectite dysentérique et de l'herpès circinné non contagieux en Cochinchine. (Th., Montpellier, 1871.)

Foiret. — Hépatite en Cochinchine. (Th., Paris, 1871.)

J.-L. Harmand. — De la rectite dysentérique endémique en Cochinchine. (Th., Paris, 1872.)

Layet. — Étude sur la diarrhée endémique de Cochinchine. Th., Montpellier, 1872.)

Gueyrard. — Topographie médicale de la Cochinchine. (Marseille, 1873.)

Pradel. — De l'impaludisme. (Th., Paris, 1872.)

Gués. — Diarrhée chronique de Cochinchine. (Th., Montpellier, 1873.)

Talairach. — Id., etc., etc...

La lecture des premières études publiées sur la Cochinchine laisse un avertissement salutaire, en particulier, celle des travaux dus à la plume des médecins militaires qui faisaient partie de l'expédition de Chine, et qui ont voulu faire savoir à tout le monde qu'ils avaient pénétré et passé quelques mois dans ces pays lointains. De tout ce qu'ils ont écrit, avec tant de précipitation, il ne reste rien, ou du moins fort peu de chose; ce qui prouve une fois de plus qu'un pays ne peut être connu du jour au lendemain, et que pour faire un travail de quelque valeur, il faut du temps et des observations patientes.

I

Endémies.

1. — Fièvres telluriques : intermittentes simples, pernicieuses, remittentes, typhus.

Le fait dominant, c'est l'infection tellurique qui se manifeste sous une foule de formes, et qui vient souvent compliquer la plupart des maladies internes ou externes, retarder leur guérison et entraver le traitement. Il faut toujours la soupçonner, être toujours en garde contre ses attaques et être prêt à les combattre sans retard.

1. — Influence des saisons.

Le moment le plus favorable au développement des maismes fébrigènes est la fin de la saison des pluies, le début de la saison sèche, la période de transition qui se trouve entre les mois de janvier et de mars, alors que les eaux de l'inondation se retirent, et que les marais commencent à se dessécher. Vient ensuite le moment où les premiers orages éclatent, et détrempent un sol qui n'a pas reçu une goutte d'eau depuis plusieurs mois.

2. — Influence des orages.

L'état électrique de l'atmosphère a une influence très-facile à constater dans une salle où sont réunis un grand nombre de fiévreux : presque toujours, quand un orage a eu lieu pendant l'après-midi, à la contre-visite du soir, on apprend qu'un plus grand nombre d'accès ont éclaté dans la salle. Cette influence se remarque aussi sur les dysenteries, et même sur les plaies, et il est à désirer que les observations électroscopiques soient suivies avec plus de rigueur qu'on ne l'a fait jusqu'à présent à l'hôpital de Saïgon.

3. — Insolation.

Nous perdons en Cochinchine un assez grand nombre d'hommes d'insolation; presque toujours l'insolation se complique d'accès pernicieux. A des degrés moindres, une course au soleil suffit chez beaucoup d'Européens pour donner lieu à un accès de fièvre, et on a l'habitude de la traiter comme un accès pernicieux, par la quinine à haute dose, introduite dans l'économie par tous les moyens possibles. C'est pour cela que j'en parle à cet endroit. Il est certain, cependant, qu'à l'autopsie dans un certain nombre de cas, on trouve la rate saine.

L'action du soleil est quelquefois très-rapidement mortelle, et toujours dangereuse. J'ai vu des hommes atteints pour avoir fait une cinquantaine de pas, tête nue, au soleil. La coiffure adoptée pour nos troupes est le salacco des Manillais, sorte de parasol porté sur la tête au moyen d'une couronne de cuir entourant le front; c'est une coiffure incommode, disgracieuse et d'un aspect peu militaire. Le casque des troupes anglaises de l'Inde, en feutre ou en moelle d'Aeschynomene (*vulgo* d'aloès), lui est cent fois préférable.

4. — Influence de la nature du sol.

Au point de vue qui nous occupe, la Cochinchine peut être divisée de la façon suivante :

Rizières. . { sablonneuses.
argileuses.

Marais incultes. { d'eau douce.
d'eau saumâtre
d'eau salée.

Forêts. . . . . { sablonneuses.
argileuses.

Les terrains secs et dénudés existent, mais ils sont peu étendus, et toujours accompagnés de marais ou voisins de forêts plus ou moins épaisses, et reçoivent plus ou moins l'influence de ces diverses conditions.

Je ne fais pas non plus une catégorie distincte des fleuves ou des arroygos : leur influence est le résultat de la nature du lit qui les contient, des marées qui découvrent ou submergent alternativement leurs rives, etc, etc. D'une façon générale, on peut dire qu'il vaut mieux habiter les rivières que leurs bords ; ce qui se comprend de soi-même, et se constate facilement sur les équipages des canonnières.

Les rizières et en général les terres cultivées qui sont

très-humides, sont beaucoup moins malsaines qu'on ne le croirait *à priori* si la rizière est sablonneuse, alors le pays devient véritablement sain. Je citerai comme exemple le poste de Soc-Trang, situé au milieu de rizières immenses, et où je n'eus pour ainsi dire pas un seul malade en six mois de séjour.

L'influence de la cultnre sur le degré de nocivité du sol a été déjà signalée, et parfaitement mise en lumière, par *Colin* dans son *Traité des fièvres intermittentes.* Ne voulant pas allonger cette revue pathologique, j'y renverrai ceux de mes auditeurs qui veulent étudier plus sérieusement la question.

Marais. — Si l'on jette les yeux sur une carte de Cochinchine, on verra des espaces immenses, presque sans nom de villages, et portant la mention : marais incultes, plaine de joncs. Le centre des anciennes provinces, et les deux provinces de Chaudoc et d'Hatien, rentrent presque entièrement dans ces deux catégories. Aussi loin que s'étend la vue, on n'aperçoit qu'une mer de joncs ondulant au souffle de la brise, repaires de moustiques, de serpents, et aussi fréquentés par de grands troupeaux d'éléphants. Pas un arbre n'en vient rompre la monotonie, et personne n'y habiterait, s'il ne se trouvait de loin en loin quelques tertres plus élevés, d'une fécondité merveilleuse, où les indigènes ont bâti des villages. Il y a aussi des points militairement importants à occuper. Déjà, les conditions sont beaucoup plus mauvaises. Les accès de fièvre, simples pour la plupart, des rizières, deviennent souvent des accès pernicieux devant lesquels la science et le dévouement des médecins restent impuissants. C'est surtout à la fin de la saison sèche que le nombre des malades augmente rapidement, au point que le service de garde devient très-difficile dans les forts que nous occupons.

Enfin, les marais saumâtres que l'on trouve surtout au bord de la mer, sur ces côtes basses du golfe de Siam et de la pointe de Ca-Mau, sont particulièrement dangereux, surtout à certaines époques de l'année (Hatien). Les animalcules, les plantes d'eau douce, sont tuées par le contact de l'eau salée, réciproquement les organismes marins meurent au contact de l'eau douce, et il résulte une décomposition plus active que partout ailleurs. Ajoutez à cela le sol en formation, que la marée vient découvrir chaque jour, et vous aurez une idée des conditions déplorables où se traîne l'existence des soldats et des officiers, que les hasards de la vie maritime et militaire ont jetés dans ces garnisons désolées. Les indigènes arrivés récemment des autres parties de la Cochinchine sont tout aussi malades que les Européens. Je me suis trouvé pour mon compte, pendant un an, médecin du fort d'Ha-Tien, à l'époque de la prise des trois provinces de l'Ouest (Vinh-Long, Chaudoc, Hatien). La compagnie indigène y avait été envoyée. Elle fournit autant de malades que les soldats français. On fut obligé de changer la garnison quatre fois pendant ce laps de temps; les quatre fois, je fus à peu près seul à ne pas être malade, et je perdis près de 20 p. 100 de l'effectif moyen.

Il existe d'assez grandes étendues de terrains, noyés par des eaux douces ou légèrement saumâtres, qui sont couvertes de forêts formées par un arbre de la famille des myrtacées, voisin des eucalyptus, des melaleuca. Je n'ai pas remarqué que cet arbre contribuât d'une façon quelconque à l'assainissement des terrains où il pousse, comme le fait son congénère, le gommier bleu.

Forêts.—Les villages et les postes militaires qui, comme Tay-Ninh ou Bien-Hoa, se trouvent placés en terrain sec, à la lisière des grands bois, sont les plus sains de nos possessions. Mais à mesure que l'on s'enfonce dans l'intérieur des forêts, surtout celles dont le sol est formé de cette argile ferrugineuse dont je vous ai déjà parlé, et qui retient une humidité constante, on s'expose aux infections les plus graves, aux maladies les plus dangereuses; là, au sein de cette nature si belle, au milieu de cette végétation luxuriante, la vie acquiert une surabondance dont on n'a pas idée dans nos climats. Les organismes inférieurs s'y développent, meurent, s'y décomposent sans relâche. C'est là qu'on trouve cette redoutable fièvre des bois, le typhus, le vrai typhus enanthématique, les fièvres de toutes sortes et revêtant tous les aspects, et qui n'épargnent personne, pas plus l'indigène que le voyageur européen.

Altitude. — L'influence de l'altitude ne peut guère être étudiée en Cochinchine. Les montagnes, comme je l'ai dit, sont très-peu élevées, et entourées à leur base de gigantesques marais saumâtres. Nous devons donc négliger ce qui s'y rapporte.

5. — Influences de races ou individuelles.

L'empoisonnement tellurique n'agit pas de la même façon sur tous, et suivant les races, ou les individus d'une même race, on observe les plus grandes différences. On a dit qu'il se trouvait des organismes absolument rebelles à l'infection. Je crois que c'est aller trop loin, et je ne pense pas que, de ce que l'on a été indemne pendant un ou deux séjours précédents, on puisse se dire à l'abri de la fièvre intermittente et de toutes ses variétés.

Quant aux races, les dissemblances s'accusent davantage. La race annamite qui vit depuis des siècles au milieu des rizières, qui semble s'y complaire à l'égal de ses buffles, ne souffre que peu dans son milieu favori. Mais les mêmes Annamites, transplantés dans la forêt, y sont atteints presque autant que les Européens, et ne s'y engagent qu'avec répugnance et effroi. Les Cambodgiens eux-mêmes ne s'aventurent qu'en tremblant, et à force de menaces. Il n'y a que les sauvages qui puissent résister et vivre dans ce milieu pestilentiel; et encore, aux approches de la saison des pluies, ils abandonnent leurs fourrés, pour venir chercher l'air et la lumière dans les vastes clairières qui abondent dans le Delta, clairières dues à la nature ou à la pratique des incendies annuels.

J'ai déjà dit quelle était mon opinion sur l'acclimatement. Je vous demanderai la permission de revenir sur ce sujet de la plus haute gravité. L'Européen n'a pas, encore une fois, à espérer l'acclimatement sur le sol de l'Indo-Chine. Parmi les autres races, le Chinois seul semble faire exception, et encore faut-il restreindre l'acclimatement possible au Chinois du Sud, et dans les contrées soumises à la culture.

Fièvres intermittentes simples. — Les fièvres simples sont tellement communes que l'on peut dire qu'à peu près personne n'y échappe. Ceux-là même qui semblent faire exception à la règle, n'ont pas le droit de se faire forts d'y échapper toujours : il arrive un moment où l'intoxication dépasse la tolérance, et où l'accès fait son apparition.

Le rhythme ordinaire chez les Européens est le quotidien, chez les Annamites, le tierce; mais on observe toutes les variétés connues, et parmi elles, assez souvent, le type septane. Les 3 stades classiques, de frisson, chaleur et sueur, sont souvent intervertis, ou l'un des termes de la série fait défaut.

On a pour habitude d'administrer le sulfate de quinine en solution dans l'eau additionnée d'acide sulfurique (bisulfate soluble) après l'accès; mais il serait bien préférable de la donner quelques heures avant le moment présumé de l'accès à venir, comme je l'ai fait dans un certain nombre de cas. Toutefois, cette conduite est difficile dans la pratique, parce que l'on ne peut compter sur la sagesse des malades, et elle ne peut être suivie que dans les hôpitaux. Dans les postes, je fais prendre illicò, en ma présence, la solution prescrite (dont le goût est détestable), aux hommes qui viennent à la visite du matin, ayant eu un accès dans le courant de la journée ou de la nuit précédente. C'est la seule façon d'éviter les fraudes. Les mêmes hommes reçoivent l'ordre de se présenter pendant quelques jours, même si l'accès ne s'est pas reproduit, et de continuer l'administration du sel.

Il faut, en général, employer d'assez fortes doses, 1 gr. 080 au minimum : c'est le moyen de dépenser la plus petite quantité possible de médicament.

La solution est assez souvent mal supportée et l'on a recours aux pilules.

Dans un grand nombre de cas, il est nécessaire de faire précéder la quinine d'un vomitif, et c'est toujours à la poudre d'ipéca que l'on s'adresse. Elle a l'avantage de produire une dépression beaucoup moins forte que le tartre stibié, et si l'on employait cette dernière préparation, il pourrait arriver qu'un accès de fièvre grave venant à se montrer, pendant que le malade est sous l'influence contro-stimulante, il succombe dans l'algidité.

Les Annamites emploient un grand nombre de médicaments indigènes comme fébrifuges. La plupart sont dépourvus de valeur, et en particulier, le Thuong-son (une acanthacée) qui est absolument inerte. Il existe dans certaines forêts un arbre de la famille des Rubiacées, voisin des quinquinas, dont l'écorce est très-amère, et qui mériterait d'être étudiée d'une façon spéciale.

Les indigènes sont très-sujets aux accès de fièvre; mais ce qui les distingue des Européens, c'est que l'accès laisse peu de traces. Une fois la fièvre passée, ils retournent à leurs occupations comme si rien ne s'était produit, tandis que le blanc est profondément abattu, ses membres sont comme brisés; généralement, ce malaise est accompagné de céphalalgie, d'embarras gastrique, de diarrhée, etc., et les téguments se décolorent rapidement.

Fièvres rémittentes. — Les fièvres rémittentes se produisent souvent sous forme épidémique, particulièrement vers les mois de février ou mars. Elles sont graves, à cause des dangers directs qu'elles font courir aux malades par elles-mêmes, à cause des complications fréquentes, dont la plus dangereuse est l'accès pernicieux, enfin à cause de l'état d'anémie, qui en résulte toujours, ou même de cachexie, qui survient quelquefois à leur suite. Enfin, leur traitement est très-difficile, et le sulfate de quinine ne réussit pas ou fort peu, *quand il ne fait pas de mal.* Les rémissions, font le plus souvent défaut, même quand on les recherche avec le plus grand soin, thermomètre en main, et il vaudrait mieux appeler ces fièvres, fièvres continues. On ne trouve de rémission que lorsque la guérison, ou du moins la convalescence, toujours longue, va commencer.

On observe un grand nombre de formes, dont la plus commune est dite *bilieuse*, dont je n'ai pas ici l'intention de vous faire la description, ce qui m'entraînerait hors des limites que je me suis fixées.

Fièvres pernicieuses. — Les fièvres pernicieuses s'écartent également beaucoup dans leur marche de la description classique. Je vais vous citer quelques lignes du docteur Thorel, avec lequel je suis en complète conformité d'opinions à cet égard :

A part le premier accès, qui manque parfois dans les formes cholériformes, et qui, lorsqu'il se montre, est loin de révéler la perniciosité, la continuité au contraire caractérise les fièvres graves. Pendant toute la durée des accès, qui varie entre quelques heures et parfois plus de quarante-huit heures, on n'observe ni rémittence, ni suspension dans la marche des symptômes.

Il est rare qu'un accès pernicieux éclate chez un individu qui n'a pas encore présenté de fièvre intermittente, en d'autres termes, qu'il soit la première manifestation de l'intoxication tellurique.

Aussitôt que l'on soupçonne le début d'un accès pernicieux (ce qui est souvent, pour le dire en passant, très-difficile), il faut administrer le sulfate de quinine à haute dose, et par toutes les voies, par la bouche, en lavements, en frictions sur le derme après vésication par l'ammoniaque. Dans le plus grand nombre de cas, le médicament est rejeté, ou l'absorption ne se fait plus, et le médecin se trouve désarmé. Mais nous avons aujourd'hui entre les mains un moyen puissant, ce sont les injections hypodermiques, et, pour moi, j'ai la conviction intime d'avoir arraché à la mort, pendant mon dernier séjour, plusieurs soldats qui auraient succombé, si je n'avais pris, en quittant la France, la précaution de me munir d'une seringue de Pravaz. Il est regrettable que cet instrument ne fasse pas partie des caisses de chirurgie réglementaires.

Par contre, les personnes qui habitent depuis longtemps le pays, et qui ont la fièvre, en quelque sorte, chroniquement, semblent peu sujettes aux fièvres graves, se rapprochant en cela des indigènes.

Leur fréquence varie beaucoup suivant les lieux et les années, ce qui explique les divergences qui se sont produites parmi les médecins ayant pratiqué peu de temps en Cochinchine.

Si intéressant que soit ce sujet, vous comprenez que je ne puis lui donner toute l'extension qu'il comporte. On observe toutes les formes, cholériques, algides, comateuse, ataxique, enfin dysentérique (dont j'ai vu un très-bel exemple à Hatien, en 1868). Il y a des cas réellement *foudroyants*. On vient chercher le médecin en toute hâte. Lorsqu'il arrive, après quelques minutes, le malade est déjà à l'agonie. On conçoit qu'en pareil cas, il n'y a rien à faire, qu'à relever le moral des camarades de la victime que ces accidents impressionnent d'une façon bien facile à comprendre.

Cachexie paludéenne. — La cachexie paludéenne ou tellurique survient soit à la suite d'accès de fièvre simple souvent répétés, soit, et plus rapidement, après une fièvre rémittente, ou d'un accès pernicieux, qui altèrent profondément la crase sanguine. Enfin, on la voit rarement arriver sans que l'intoxication se soit manifestée par des attaques fébriles. A la décoloration des téguments, s'ajoute l'œdème, limité la plupart du temps aux pieds et aux malléoles. L'ascite, l'hydropéricarde, l'infiltration complète des membres inférieurs et du scrotum, sont plus rares; mais, sans qu'on puisse donner la raison de ce fait, on observe des sortes d'épidémies d'ascite. Le seul remène dans tous les cas, est le rapatriement immédiat, quand il est encore temps. En attendant, les toniques, le quinquina, la noix vomique peuvent être employés avec quelque avantage.

Typhus. — Le docteur Thorel rapporte dans ses *Notes médicales* du Voyage d'exploration du Mékong, deux observations incontestables sous tous les rapports, de typhus énanthématique. Depuis la publication de cet ouvrage, l'attention a été éveillée, et l'opinion de l'auteur que je viens de citer est aujourd'hui acceptée en Cochinchine, à savoir, la *fièvre des bois* n'est autre, dans un grand nombre de cas, que le typhus. Je dis dans un grand nombre de cas, parce que dans ces forêts, on observe aussi des fièvres rémittentes très-graves avec accès pernicieux qui emportent le malade, et que les indigènes désignent également sous le nom de fièvre des bois.

Le typhus existant dans des forêts désertes et inhabitables, voilà quelque chose qui semble renversant; mais que dire? L'observation est là, et comme le dit M. Thorel, c'est certainement le fait médical le plus inattendu et le plus curieux de son voyage. Dans notre expédition du Cambodge, sous les ordres de M. Delaporte, j'ai eu moi-même à soigner un des membres de la mission, atteint d'une affection qui se rapprochait du typhus. Mais comme le cas a été très-léger relativement, et qu'il n'est pas absolument certain, j'aime mieux ne pas en parler davantage.

La *fièvre des bois* se contracte à peu près exclusivement dans la saison des pluies, lorsqu'on est obligé de voyager et de coucher dans les forêts et dans les quelques plaines désertes qu'on y rencontre. D'après les Laotiens, la maladie débuterait par de la céphalalgie, des vertiges, des éblouissements, des douleurs articulaires et de la fièvre; puis, les jours suivants, de la prostation, du délire, surtout la nuit, de la somnolence; enfin le coma et la mort, du douzième au vingtième jour, souvent beaucoup plus tôt. (Thorel.)

II. — Maladies endémiques du tube digestif et de ses annexes.

Dysenterie.—La dysenterie est la maladie qui nous fait perdre le plus de monde. D'après certaines statistiques, qui rangent sous la rubrique *dysenterie*, tous les cas de diarrhée, on perdrait, par suite de cette affection, douze malades, pendant que toutes les autres causes de mort réunies n'en tueraient qu'un seul.

Aucun âge, aucun tempérament n'y échappe. Une première atteinte, loin de donner l'immunité, ne fait que préparer l'individu à être infecté de nouveau.

La fin de la saison des pluies est l'époque qui donne le plus grand nombre de cas, sinon les plus graves. Quant à la distribution de la maladie dans nos possessions, elle n'est pas de nature à corroborer l'opinion de ceux qui en font une maladie des marais. Vous savez qu'au sujet de l'étiologie, les avis sont extrêmement variés. Les uns regardent la maladie comme produite par les marais, les miasmes d'origine végétale. C'est celle qui a aujourd'hui, je crois, le moins d'adhérents. Les autres, et ceux-là ont pour eux un grand nombre de faits bien observés, incriminent les miasmes animaux; une troisième catégorie en fait une maladie non spécifique, non infectieuse. En s'attachant au sens exact de ces mots, il est difficile de soutenir cette façon de voir. Pour mon compte, je professe une opinion mixte, que j'ai déjà exposée dans ma thèse inaugurale. Pour moi, la dysenterie débute comme une inflammation commune, qui n'a rien de spécifique;

elle ne devient infectieuse que secondairement, mais quelquefois très-vite, de telle sorte que la première période peut passer inaperçue, et l'organisme du malade lui-même serait l'agent de cette infection secondaire ; ce qui revient en somme à considérer la dysenterie comme infectieuse.

Quant à la question si importante de la contagion, les faits sont contradictoires, et comme la façon de les interpréter varie suivant les observateurs, la discussion est loin d'être fermée sur ce sujet. Je crois que les conditions de contagion par la dysenterie de Cochinchine, en Cochinchine, sont assez restreintes. Je ne nie pas la contagion d'une façon absolue; je ne néglige pas les précautions qu'indique l'expérience dans une épidémie de dysenterie, mais jusqu'à présent, les faits que j'ai observés me paraissent peu concluants. Je n'en dirai pas autant de certaines épidémies de dysenterie typhoïde (où les lésions réunies de la dysenterie et de la fièvre typhoïde se trouvaient parfaitement à l'autopsie) et qui m'ont permis de voir des cas bien manifestes de propagation d'homme à homme.

La dysenterie de Cochinchine présente une variété fort intéressante : la rectite. Les lésions sont bornées au rectum ; elle est par elle-même sans gravité, mais fort difficile à guérir lorsqu'elle est devenue chronique. De plus, les personnes qui en sont affectées doivent prendre de grandes précautions, car un écart de régime, une imprudence quelconque, peut déterminer l'extension des lésions à tout le colon, c'est-à-dire donner lieu à une dysenterie confirmée (Cf. *Mémoires de la Société des Sciences naturelles et médicales de Seine-et-Oise*, t. X, 1873, p. 119-120).

La prophylaxie de la dysenterie a donné lieu à des discussions sans fin, conséquence de la multiplicité des doctrines sur la nature de la maladie ; je ne puis donc insister sur ce sujet. Je dois dire que la précaution de ne boire qu'en petites quantités chaque fois, et autant que possible de l'eau bouillie, ou des infusions légères de thé ou de café, me semble une excellente précaution. Les eaux de mauvaise qualité donnent de violentes diarrhées, et à leur suite la dysenterie est imminente.

Traitement. — Ne présente rien de bien particulier à la Cochinchine, et je ne ferai qu'énumérer les médicaments employés, sans entrer dans le détail de leurs indications ou contre-indications.

Parmi les évacuants, les purgatins salins, huileux, la manne, l'huile de ricin, le calomel peuvent rendre de bons services.

Dans une classe à part, se range l'ipéca administré soit en infusion de poudre, soit par la méthode brésilienne; c'est un médicament des plus utiles au début ou dans les nombreuses récidives ou recrudescences de la maladie.

Viennent enfin les astringents et toutes les préparations opiacées, dont il faut user avec modération.

Ce que la Cochinchine présente peut-être d'un peu spécial, et que par conséquent je dois vous signaler, c'est l'importance des constitutions médicales. Il faut toujours les observer avec soin, et tâcher de se rendre compte des indications qui en résultent. Il suit, en effet, de cet état de choses, que tel médicament qui réussissait admirablement dans les mains d'un premier médecin, échouera dans celle d'un second, à quelques semaines, quelquefois quelques jours d'intervalle.

Diarrhée dite de Cochinchine. — Enfin, j'arrive à vous

parler de la grande endémie de l'Indo-Chine, appelée aussi *diarrhée endémique des pays chauds*, mais que l'on a l'habitude dans la marine, vu l'immense majorité des diarrhéiques, de désigner couramment sous le nom de *diarrhée de Cochinchine.*

Cette maladie n'est pas nouvelle, sans doute; mais son étude n'a acquis l'importance qu'elle a aujourd'hui que depuis notre prise de possession de la Cochinchine. C'est à elle qu'on doit rapporter le plus grand nombre des cas de mort qui se produisent dans les hôpitaux de France ou pendant la traversée de retour. C'est elle qui tue la plupart de nos camarades rentrés en congé dans leurs familles.

Eh bien! malgré les efforts d'un grand nombre de nos collègues, malgré des travaux considérables, en dépit de l'étude constante que nos chefs les plus distingués en font dans nos hôpitaux de France, vous ne trouverez pas deux médecins de marine, qui soient d'accord ni sur l'étiologie, ni sur la nature, ni sur le traitement, ni sur la prophylaxie de cette redoutable endémie. Même l'anatomie pathologique, avec son apparence de certitude indiscutable, donne lieu à des discussions sans fin. Que conclure de là? D'abord que la physiologie de l'intestin grêle est à refaire et à refaire de fond en comble. Ce qui nous manque, c'est la base de toute étude pathologique, la physiologie. Comment étudier un organisme malade, si on ne connaît son fonctionnement à l'état sain? Et voyez combien cette question est peu avancée : on en est encore aujourd'hui à discuter même la réaction du suc intestinal. Enfin, de toutes ces divergences nous tirerons cette seconde conclusion que l'on confond sous cette rubrique plusieurs maladies, qui finissent par sembler identiques, mais qui diffèrent certainement par leur nature, par leur mode de début, par leurs symptômes, par les lésions anatomiques qui les caractérisent.

Et d'abord, il me semble certain que l'on a confondu les diverses dysenteries chroniques, et la vraie diarrhée chronique, les premières ayant leur point de départ dans les colons, la seconde affectant d'une façon exclusive l'intestin grêle, du moins au début. Dans la suite, dans l'un ou l'autre cas, il arrive que l'intestin grêle et le gros intestin soient malades, mais ils ne le sont pas de la même façon, et l'on conçoit une foule de degrés ou de combinaisons différentes des lésions de ces deux organes, qui expliquent la diversité des opinions.

Quoi qu'il en soit, considérant ces remarques rapides comme suffisantes dans un travail de la nature de celui-ci, je vais tâcher de vous donner une idée des symptômes et de la marche de la diarrhée chronique, telle qu'on l'observe le plus habituellement, soit en Cochinchine, soit dans les hôpitaux de la marine en France.

C'est une affection « caractérisée par l'anémie générale, un état dyspeptique gastro-intestinal et des selles diarrhéiques plus ou moins nombreuses, liquides ou semi-molles, souvent lientériques, presque toujours décolorées, et ne présentant jamais la moindre trace de sang. » Voilà la définition donnée par M. Layet, médecin de 1re classe de la marine, dans un travail récent, extrêmement consciencieux. (Je fais mes réserves quant au sang, parce que, à un moment donné, la diarrhée la mieux caractérisée, celle qu'on croyait la plus pure, peut, je le crois, donner lieu à des selles contenant du sang.)

Elle débute quelquefois dès les premiers temps du séjour en Cochinchine, mais son terrain de prédilection est constitué naturellement par les organismes anémiés, minés par la fièvre, la cachexie palustre, dont elle n'est souvent que le résultat. Le début est précédé, surtout chez les hommes encore vigoureux, par ce que l'on est convenu d'appeler : l'état gastrique. Il y a des indigestions fréquentes, des nausées, quelquefois des alternatives de constipation, des coliques, etc. Elle manifeste souvent ses premières atteintes à la suite d'une série d'accès de fièvre.

Les selles dont le nombre est variable, et dans d'assez grandes limites, sont molles ou liquides, généralement décolorées, mais assez souvent colorées en vert, en brun, spumeuses. Cet état peut durer longtemps, le malade s'affaiblissant d'une façon insensible sans avoir l'air de se douter de la décroissance de ses forces. Le plus généralement, il ne se plaint pas de coliques, mais le besoin d'aller à la garde-robe est de plus en plus impérieux, et il ne peut y résister que fort peu de temps.

A cette période, le malade, dont le teint est déjà caractéristique, d'un jaune particulier assez difficile à décrire, peut encore se guérir, sous l'influence d'un traitement rigide. Mais la limite de l'incurabilité est extrêmement facile à franchir. L'épithélium de la bouche se dépouille par plaques, la langue est pointillée d'abord, puis excoriée, rouge et douloureuse ; elle devient lisse par la disparition des papilles, l'amaigrissement fait des progrès rapides, la peau est terreuse, bistrée, plus ou moins sèche, l'assimilation devient chaque jour plus incomplète, le travail intestinal plus impossible, ce qui se traduit par des selles lientériques, colliquatives, involontaires. On voit alors ces malheureux arriver à un état de maigreur que tous ceux qui ont écrit sur cette maladie s'accordent à qualifier *d'effrayant*. Réellement elle est quelquefois poussée à un degré qui dépasse tout ce qu'on peut imaginer, et l'homme le plus dur se sent saisi d'une pitié profonde, à la vue de cette déchéance irrémédiable. Si quelque chose peut adoucir cette triste impression, c'est l'observation bien souvent répétée du calme d'esprit, de la confiance des malades dans une guérison plus ou moins prochaine, et qui les accompagne jusqu'à leur dernier soupir.

L'œdème des extrémités inférieures se rencontre, l'ascite est très-rare ; mais ces hydropisies sont alors plus spécialement du ressort de la cachexie tellurique.

Quand on pratique l'autopsie d'un malade arrivé à cette période, on peut constater un état d'atrophie de papilles, plus souvent avec arborisations disséminées. D'après des observations récentes de MM. Kelsch et Corre, la tunique musculaire serait atrophiée par sclérose et quelquefois complétement, c'est-à-dire que l'intestin, sans muscles, sans papilles, incapable d'absorber ni de mouvoir, n'est plus qu'un tube organique inerte.

L'intestin colon est sain dans la diarrhée typique, mais il arrive bien plus souvent qu'il soit malade, et que les ulcérations, ou les cicatrices dont il est parsemé prouvent une dysenterie antérieure.

Pour avouer toute la vérité, je dirai que l'étude anatomo-pathologique vraiment scientifique de la diarrhée de Cochinchine est encore à faire, depuis le commencement jusqu'à la fin, et que cette maladie, telle qu'on la comprend généralement, ne peut constituer une entité morbide ; c'est bien plutôt le symptôme commun à une foule d'états de détérioration de toute la machine animale, qu'une maladie véritable. Les lésions signalées ne sont que des effets, non des causes primordiales.

La dysenterie et la diarrhée sont assez communes chez les indigènes. La diarrhée (qui n'est pas la même que celle dont je viens de vous parler, mais qui est comparable à notre diarrhée infantile) tue chaque année un grand nombre d'enfants, tant Annamites que Cambodgiens.

Traitement. — Le traitement de la diarrhée de Cochinchine a mis à une rude épreuve la science et la sagacité des médecins de la marine; l'arsenal thérapeutique a été épuisé sans grand résultat sur cette terrible endémie. On peut dire, d'une façon générale, que, sur ces malades, la médication est tout à fait secondaire; on ne doit la considérer que comme un adjuvant. La seule chose sur laquelle on puisse fonder des espérances, c'est l'alimentation. Aussitôt que les aliments sont digérés et assimilés (c'est au régime lacté qu'on doit s'adresser de préférence, c'est lui qui a donné le moins d'insuccès), alors on doit donner les toniques et les reconstituants, le quinquina, les douches, la strychnine.

Je ne parle, bien entendu, que des cas graves. Les cas légers et récents sont amendés et guéris par les procédés ordinaires. Mais une première attaque prédispose singulièrement à une seconde, et la plus grande prudence doit être recommandée au malade.

Enfin, il y a un grand nombre de circonstances où il est absolument impossible de garder un espoir quelconque. C'est au médecin qu'il appartient alors de juger quelle conduite il doit suivre pour adoucir les derniers jours de ses malades, afin qu'ils s'éteignent sans regret, conservant encore l'espoir de revoir la patrie et la famille.

Affections du foie. — Je viens de passer en revue les maladies endémiques du tube digestif; il me reste à vous parler des maladies survenant dans les annexes de cet appareil. La seule qui ait une importance réelle, c'est l'inflammation du foie, à tous les degrés.

La congestion de la glande hépatique est très-commune; peu de personnes y échappent après un temps un peu long de séjour. La fréquence des abcès varie dans de très-grandes limites, suivant les années. Vous savez qu'aujourd'hui, on peut constater une tendance prononcée à mettre toutes les inflammations du foie sous la dépendance d'une lésion antérieure du tube digestif, à la suite de laquelle des particules phlogogènes auraient pénétré par la veine porte dans le tissu hépatique. Il est vrai que souvent l'hépatite se développe à la suite d'une dysenterie. Mais il est bien plus fréquent que la dysenterie succède à une congestion antérieure du foie, qui favorise évidemment la stase sanguine dans les parois de l'intestin, et par conséquent la production des ulcérations. La dysenterie elle-même peut alors réagir sur l'état du foie malade, et entraîner le processus inflammatoire dans une marche beaucoup plus rapide. Je ne prétends pas nier les embolies mésaraïques, mais je crois qu'elles sont bien plus exceptionnelles qu'on voudrait le faire croire.

La congestion du foie dans les pays chauds dépend de causes plus générales. Tous les médecins doivent connaître les théories relatives aux fonctions du foie, et je n'ai pas l'intention ici de vous exposer l'état de la science sur ce point. Je dois seulement mentionner le balancement organique entre la glande respiratoire et la glande hépatique. La diminution de l'activité respiratoire, l'exagération des fonctions du foie, la diminution de l'excrétion urinaire dans les pays chauds, rendent compte, bien mieux que toutes les autres hypothèses, de la fréquence des congestions hépatiques dans ces conditions, surtout si l'on sait que les Européens sont soumis, le plus souvent sans qu'il y ait de leur faute, à un régime beaucoup trop exclusivement animal, par suite de la rareté des légumes, et que le foie se trouve chargé d'un travail au-dessus de ses forces. Il faut aussi faire entrer en ligne de compte l'influence de l'infection tellurique, qui agit puissamment pour congestionner tous les organes hématopoiétiques, qu'ils servent à la fabrication ou à la destruction des hématies, la rate, le foie, les ganglions lymphatiques. Il ne faut, là encore, rien exagérer, et ne pas dire, comme semble prétendre M. J. Simon (dans son article FOIE, fort remarquable d'ailleurs, du *Nouveau Dictionnaire de médecine et de chirurgie pratiques*), que toutes les congestions et inflammations hépatiques, sont le résultat de cette infection.

On observe plus d'hépatites chez les officiers que chez les soldats, conséquence d'une alimentation trop riche et trop animale.

La marche, la symptomatologie, la terminaison de ces affections n'offrent rien de bien particulier en Cochinchine. Je n'en parlerai donc pas plus longuement. Je dois pourtant vous signaler la fréquence relative des abcès latents. Il arrive assez fréquemment, même aux médecins les plus attentifs, de ne s'apercevoir d'une lésion du foie, chez un malade entré à l'hôpital pour diarrhée, dysenterie, fièvre intermittente, etc., qu'alors qu'il est beaucoup trop tard pour espérer une intervention efficace, alors que l'abcès est déjà formé. Parfois même, l'autopsie seule veut révéler la cause de la mort. J'ai vu le fait plusieurs fois quand j'étais chirurgien de 3e classe, lors de mon premier voyage. A mon second séjour, j'ai perdu moi-même, je l'avoue, un malade de cette façon. Dans ce cas, l'abcès siége en arrière de la glande, ou au centre du tissu hépatique. Ni la palpation, ni la percussion ne font découvrir aucune augmentation de volume. La pression n'est pas douloureuse, la fièvre, qui prend le caractère d'une intermittente ou d'une rémittente vespérale, peut être très-légère, et le diagnostic devenir extrêmement difficile.

J'ai dans mes notes l'observation d'un soldat d'infanterie de marine dont l'autopsie, faite par moi, a été des plus remarquables. Cet homme, mort avec le diagnostic, *abcès du foie*, avait cet organe farci de calculs, les uns gros comme des noisettes, d'autres plus nombreux, comme des noyaux de cerises; enfin il y en avait une infinité de tout petits, sous forme de sable hépatique, avec tous les degrés intermédiaires. Ceux qui étaient assez gros pour que j'aie pu les recueillir sur la table, remplissaient mes deux mains réunies. Les canaux étaient dilatés extraordinairement, ulcérés par places, et manifestement le point de départ de la suppuration du parenchyme, qui était rempli de petits abcès. La marche avait été celle d'un abcès ordinaire.

Traitement. — Rien de spécial à signaler. Je me contenterai seulement d'exprimer le regret de voir : 1° l'hydrotérapie, qui est capable de rendre les plus grands services dans les hépatites chroniques interminables, beaucoup trop négligée tant en Cochinchine que dans les hôpitaux de France; 2° au sujet des abcès du foie, que les aspirateurs perfectionnés ne fassent pas encore partie de notre arsenal de chirurgie réglementaire. Beaucoup d'hommes et d'officiers sont morts, qui auraient certainement été sauvés par ce procédé. M. le médecin principal Vauvray, qui avait récemment apporté en Cochinchine un aspirateur de Dieulafoy, à lui appartenant, peut dire que plusieurs de ses malades doivent la vie à sa prévoyance.

Chez les indigènes, les abcès du foie sont rares. J'en ai observé deux cas. Mais je dois vous faire remarquer que les deux hommes qui en étaient atteints, étaient, l'un matelot d'une canonnière, l'autre soldat au bataillon indigène, et que par suite, les conditions de leur existence, et en particulier de leur alimentation, se trouvaient complétement changées.

III. — Épidémies.

Choléra. — J'ai placé ici le choléra, à cause de ses symptômes principaux, diarrhée et vomissement, parmi les maladies du tube digestif, bien que ce soit une maladie *totius substantiæ.* C'est une simple affaire de commodité.

Nos prédécesseurs en Cochinchine, tirant une conclusion précoce de ce qu'ils avaient vu se passer sous leurs yeux, avaient regardé le choléra comme endémique en Cochinchine. Bien plus, comparant la géologie et la climatologie du delta du Cambodge à la géologie et à la climatologie du delta du Gange, et les trouvant à peu près identiques, on avait cru pouvoir avancer que ces deux points étaient deux foyers où la terrible maladie prenait sa source pour se répandre ensuite sur l'Orient ou l'Occident.

Eh bien! l'expérience a démontré la fausseté de ces conclusions prématurées. Le choléra, trouve dans la constitution de la presqu'île Indo-Chinoise, dans l'incurie et la saleté de ses habitants, un terrain très-propre à son extension; mais il ne s'y développe pas spontanément. Après l'épidémie de Tourane, sur la côte est de l'Annam, l'épidémie a été décroissant. Elle s'est éteinte complétement sur les Européens en 1865, et n'a plus présenté que des cas qu'on peut appeler sporadiques chez les indigènes. Toutefois, ceux-ci connaissaient parfaitement le choléra avant notre arrivée; ils ont même un nom spécial pour le désigner, et ils en ont une peur effroyable. D'après les renseignements qu'on a pu recueillir, il est permis de supposer que le choléra, qui nous a fait souffrir des pertes sérieuses à l'époque de la conquête, était la queue d'une grande épidémie qui s'est ravivée depuis, qui s'est étendue à toute la vallée du Me-Kong, et dont les explorateurs français ont pu constater les affreux ravages dans le Yu-nan. D'après les Chinois, cette province serait véritablement un foyer de genèse du choléra : c'est un point à élucider.

L'année dernière, le choléra, parti de Singapore, a frappé un assez grand nombre de Siamois à Bang-Kok, puis, paraît-il, dans la province de Battanbang, à l'O du grand lac, et a refait une nouvelle apparition dans nos provinces vers le mois de juin de cette année (1874). L'épidémie, peu sérieuse sur les Français, a tué un nombre considérable de nos Annamites, suivant la règle générale. D'après ce que l'on sait sur la marche de la maladie qui nous occupe, il est malheureusement à craindre que l'année prochaine soit une année néfaste pour notre colonie. J'y serai et je pourrai alors faire mes observations sur place et vous les communiquer, s'il y a lieu. Jusqu'à présent, je n'ai pas eu occasion de traiter en Cochinchine un seul cas de choléra.

Pour cette raison, je ne vous parlerai pas longuement de cette question si intéressante au point de vue de l'hygiène, et je laisserai de côté la question de la contagion, non encore résolue d'une façon définitive. La symptomatologie du choléra n'a pas, d'ailleurs, en Cochinchine, présenté beaucoup de différences avec ce que l'on observe dans les autres pays.

On a cru seulement constater que le système ganglionnaire, si profondément atteint chez les Européens, le serait moins chez les Asiatiques; mais en revanche, les complications cérébro-spinales seraient plus fréquentes et plus prononcées; le délire, les convulsions, l'affaiblissement de l'intelligence surviendraient souvent chez les Asiatiques à la fin des accès. (Thorel.)

Quant à cette opinion étrange de M. Armand, qui assimile le choléra à la pernicieuse algide, je ne la cite que pour dire qu'elle ne mérite même pas la peine d'être discutée.

Fièvre typhoïde. — La fièvre typhoïde *n'est pas rare* en Cochinchine, mais il est à noter qu'elle se développe plus particulièrement chez les hommes récemment débarqués de France, soit qu'ils aient subi l'influence épidémique à bord du transport, soit que le changement brusque et radical d'existence ait fait éclater la maladie. Bien qu'il y ait quelquefois des cas sporadiques (?), généralement on observe des épidémies circonscrites dans les petits postes, ou à Saïgon. On peut dire que la fièvre typhoïde pure n'est pas grave; mais souvent, elle peut se combiner avec la dysenterie, et alors on voit ce complexus pathologique acquérir une gravité particulière au point de vue du pronostic et de la contagiosité.

Les hommes atteints sont toujours de jeunes soldats.

A côté de la fièvre typhoïde, on voit, comme ailleurs, une foule de malades présenter l'état typhoïde, des embarras gastriques, ce que l'on désigne aujourd'hui sous le nom de *typhus levis*.

Enfin, une remarque particulière, sur laquelle je dois appeler votre attention, c'est que les *taches rosées lenticulaires*, si elles existent, sont tellement rares, que pour mon compte, je n'en ai jamais observé une seule. Les pétéchies et les taches ombrées également. Enfin, quant aux sudamina, qui n'ont en France que bien peu de valeur, et qui traduisent simplement l'hypersécrétion des sueurs, on ne doit en tenir aucun compte en Cochinchine, attendu que les hommes bien portants eux-mêmes en sont parfois couverts.

Je ne sais si les indigènes sont susceptibles de contracter la fièvre typhoïde pure. Mais je ne l'ai jamais observée chez eux.

Traitement. — Le traitement, comme partout, est surtout symptomatique. Mais il faut, plus qu'ailleurs, surveiller les complications résultant de l'impaludisme, tout en restant assez prudent dans l'administration du sel quinique, quand il y a coexistence de dysenterie, quand on a affaire à la dysenterie typhoïde, qui s'en trouve, je crois, fort mal.

Aucune observation thermométrique régulière n'ayant encore été faite, à ma connaissance, je ne puis que signaler ce *desideratum*, qu'il serait, je crois, fort utile et très-intéressant de combler.

Fièvres éruptives. — Les fièvres éruptives, en général, sont peu fréquentes et sans gravité. Il faut toutefois excepter la *variole*, qui fait en Indo-Chine des ravages réellement effrayants parmi les indigènes. Chez les enfants, la mortalité est quelquefois énorme dans quelques épidémies ; et j'ai vu à Ha-Tien, en 1867-68, des cases où les enfants, au nombre de cinq ou six, avaient tous été emportés par la variole. Presque tous les indigènes adultes portent des traces plus ou moins accusées de l'éruption, et beaucoup sont éborgnés ou même aveuglés par la même cause.

Chaque année, on signale quelques épidémies plus ou moins circonscrites. Les quelques cas que l'on observe chez les Européens sont, en général, sans gravité.

On comprend donc de quelle importance serait, pour notre colonie, la mise en pratique régulière de la vaccination. Je mets en fait, étant donnée la fécondité des femmes annamites, que si l'on parvenait à supprimer cette cause intense de mortalité, la population augmenterait en nombre avec une rapidité considérable. On commence à comprendre l'intérêt qu'il y a à répandre la vaccine. Un service spécial a été organisé à Saïgon, et les médecins des postes sont également chargés de vacciner les enfants de leur circonscription. Ils touchent même un supplément de solde pour ce surcroît de travail. Malheureusement, leur tâche est loin d'être facile, et ils se heurtent à la crainte et aux superstitions populaires, et aussi, il faut bien le dire, quelquefois à l'indifférence des administrateurs des affaires indigènes, dont le concours actif est indispensable dans ce cas. Enfin, le vaccin se conserve très-mal en plaques et en tubes, malgré toutes sortes de précautions, sous ce climat chaud et humide, et il est loin d'être facile d'avoir toujours en temps et lieu des vaccinifères. Cependant, avec du zèle et de la persévérance, on parvient à vaincre tous ces obstacles, et quelques beaux résultats ont déjà été obtenus; mais il reste encore beaucoup à faire.

Quelques populations autres que les Annamites, des mahométans de la secte d'Ali, les Cha-Va des Annamites, Malais habitant près de Chau-Doc, connaissent l'inoculation variolique, et le docteur Nansot, administrateur à

Chau-Doc, qui s'est occupé avec ardeur de la vaccination dans son arrondissement, n'a pas eu peu de peine à leur démontrer les avantages du vaccin substitué au pus variolique. Ce médecin a eu l'heureuse idée de faire venir à l'inspection des médecins chinois, de leur montrer comment se pratiquait la vaccination, et aujourd'hui ces médecins vaccinent beaucoup d'indigènes, qui, toujours soupçonneux à notre égard, aiment cent fois mieux leur porter leurs enfants, et les faire vacciner, même en payant, que d'avoir recours à nous. Comme les médecins chinois y trouvent leur profit, et qu'ils sont très-habiles à faire de la réclame, nous sommes assurés d'avoir de cette façon des auxiliaires excellents pour faire de la propagande vaccinale.

Rougeole. — La rougeole est rare chez les Européens. Je n'en ai jamais vu chez les indigènes, mais la race n'y est pas réfractaire, puisque M. le docteur Thorel en a observé un cas non douteux sur un des Annamites de l'escorte de la mission du Mé-Kong, à Luang-Prabang.

La *scarlatine* existe, mais elle est très-rare.

Dengue. — La dengue est une maladie fort peu connue en Europe, même de nom ; c'est une affection importante cependant, sinon par les dangers qu'elle fait courir, au moins par le nombre de gens qu'elle peut atteindre.

C'est une fièvre éruptive caractérisée par des douleurs articulaires et musculaires, et un exanthème spécial. Observée un peu partout, dans les pays chauds, mais en particulier au Mexique, aux Antilles et au Sénégal, cette maladie n'avait jamais fait d'apparition en Cochinchine jusqu'à l'année dernière. Vers le mois de mai ou de juin 1873, elle se montra à Saïgon, et bientôt elle avait envahi toute la Cochinchine, fort peu de personnes y échappèrent. Essentiellement épidémique, je ne la crois pas contagieuse.

En Cochinchine, les prodrômes ont peut-être été plus marqués qu'ailleurs. Il y a de la céphalalgie qui apparaît brusquement; les yeux deviennent larmoyants, la face conjectionnée. Les malades se plaignent de lumbago, puis de douleurs musculaires; la fièvre s'allume, variable d'intensité. Il y a des vertiges, des horripilations, une prostration considérable. Ces symptômes sont accompagnés ou précédés d'embarras gastriques.

L'éruption fait son apparition quelquefois très-vite; elle peut aussi se faire attendre environ vingt-quatre heures. Elle débute par les mains, et de là peut s'étendre à tout le corps; mais elle peut aussi être extrêmement fugace, passer inaperçue, ou même manquer complétement : c'est même ce qui est arrivé au plus grand nombre de mes malades. Cette éruption tient à la fois dans les cas types, de celles de la scarlatine, de la rougeole et de l'urticaire. Mais elle est très-variable.

La durée est courte, quelques jours seulement; mais les douleurs articulaires, surtout celles du métacarpe et des doigts persistent quelquefois très-longtemps. La convalescence est difficile et les malades récupèrent difficilement leurs forces et leur entrain. Il peut en résulter un état d'anémie toujours fâcheux sous ce climat.

Le traitement est tout entier dans l'indication de calmer les douleurs articulaires et musculaires, et de soutenir les forces.

Quant à l'étiologie, je ne sais rien de précis.

II

Maladies sporadiques.

Appareils respiratoire et circulatoire. — Dans les pays chauds, c'est l'appareil digestif qui subit le contre-coup de presque toutes les influences morbides. Un refroidissement, qui produirait en France une bronchite ou une pneumonie, donne lieu en Cochinchine à une diarrhée ou une dysenterie. Aussi, les inflammations pulmonaires franches, et de quelque gravité sont-elles fort rares. Il y a bien des petits rhumes, mais c'est à peu près tout. Pendant près de cinq années, j'ai vu une seule fois une pneumonie, qui fut mortelle.

Cependant, à côté de la bénignité et de la rareté des phlegmasies ordinaires, il est curieux de constater que les hommes arrivant de France avec les germes de la phthisie, voient bientôt leur affection marcher avec une grande rapidité. Cette particularité avait déjà été notée par Dutroulau, à la Guyane, qui présente également un climat chaud et très-humide; et il avait donné comme règle de ne jamais y envoyer des hommes à poitrine faible, ou bien, s'ils étaient déjà dans la colonie, de les faire rapatrier dans le plus bref délai. M. Rochard a étendu ces remarques à toute la zone tropicale, et a démontré qu'il était d'une importance première au point de vue du traitement et de l'hygiène des phthisiques ou des malades destinés à le devenir, de diviser ce que l'on appelait *pays chauds*, en deux catégories bien différentes : les *climats torrides* et les *climats chauds ;* les seconds seuls conviennent bien aux poitrines délicates.

En Cochinchine, les phthisiques, bien que la marche rapide de l'affection soit évidente pour tout l'entourage, se félicitent de leur état; et, en effet, ils ne souffrent pas du tout, et j'en ai vu qui, parfaitement avertis, préféraient mourir tranquillement à Saïgon plutôt que de retourner en France.

Chez les indigènes, la phthisie n'est pas très répandue; mais on ne peut pas dire qu'elle soit vraiment rare.

On observe assez souvent des angines pultacées d'une certaine gravité.

Cœur. — Les maladies du cœur ne présentent rien de spécial. Quant aux Annamites ou aux Cambodgiens, nous ne pouvons rien en dire à ce sujet. Ce sont des affections qui se trahissent rarement par des symptômes extérieurs assez marqués pour qu'on puisse les diagnostiquer en passant, et les indigènes ne viennent pas s'adresser aux médecins pour une maladie légère du cœur. J'ai vu à Phnom-Penh, dans le palais du roi Norodom, un Cambodgien qui présentait un anévrysme de la crosse de l'aorte faisant une saillie de la grosseur d'une pomme.

Tube digestif. — Les maladies sporadiques du tube digestif n'existent pas en quelque sorte, ou se rattachent d'une façon intime aux maladies endémiques.

Système nerveux. — Les affections primitives du système nerveux sont plus rares qu'on ne devait s'y attendre. Les névralgies sont assez communes, mais généralement sous la dépendance de l'infection miasmatique. La manie aiguë et malheureusement le délire alcoolique font quelques victimes, surtout parmi les officiers.

On observe souvent des *méningites*, mais comme complication des accès pernicieux ou de l'insolation.

De même qu'on voit en Europe des paralysies du voile du palais succéder à une angine diphtéritique, de même il arrive en Cochinchine que l'on observe des *paralysies réflexes*, à la suite de dysenteries; mais le fait est très-rare. J'en ai vu dernièrement un très-beau cas (paralysie du membre inférieur gauche), encore en traitement à l'hôpital de Toulon.

Enfin, je ne puis quitter ce sujet sans vous parler de la névralgie du grand sympathique, la colique sèche. Je me sers à dessein de cette expression pour ne rien préjuger sur la nature de la maladie. Vous savez que, malgré les discussions les plus intéressantes et les plus ingénieuses, la question de la nature de cette maladie n'est pas tranchée; les uns voulant qu'elle soit toujours le résultat de l'intoxication plombique, les autres regardant les symptômes tranchés qui la caractérisent comme traduisant une modification dans l'état du grand sympathique. La plupart des médecins de Cochinchine seraient portés, je crois, à se ranger à la première opinion, car on arrive presque toujours à trouver l'origine plombique, mais il y a cependant des cas bien observés, par exemple par des médecins sur eux-mêmes, qui semblent prouver que le plomb peut être étranger à ces manifestations. Pour moi, il ne me répugne pas d'admettre que le plomb ou tout autre influence, le froid, par exemple, produisent des modifications analogues dans l'innervation splanchnique, et par suite, donnent lieu à des symptômes semblables.

La colique sèche ne présente rien dans les allures qui la distingue de la Cochinchine de ce que l'on voit dans les autres pays chauds. Elle est très-rarement mortelle, et la paralysie des extrémités est très-exceptionnelle. Mais soit par réaction de l'organisme, soit par suite de la médication employée, on voit souvent la dysenterie lui succéder, ce qui rend le traitement très-délicat.

Rhumatisme. — Assez communs, mais peu graves. Je n'ai pas vu non plus un seul cas de goutte; on a prétendu qu'il y avait antagonisme entre le rhumatisme et la goutte d'une part, et la dysenterie de l'autre. Je n'ai rien observé qui vînt contredire cette opinion; mais il faudrait étudier cette intéressante particularité avec plus de soin que je n'ai été à même de le faire.

Helminthes. — Les seuls helminthes observés en Cochinchine sur les Européens sont l'ascaride lombricoïde et le tænia solium et, avec doute, le médiocanellata. Quant aux helminthes des indigènes, je dois dire que personne jusqu'à présent ne s'en est occupé, faute surtout d'installations et d'instruments. Il est fort probable que des recherches de ce genre seraient d'un très-grand intérêt pour la zoologie médicale, et je suis convaincu qu'elles feraient connaître nombre d'espèces nouvelles; la plupart des animaux domestiques et sauvages ont le tube intestinal rempli de vers, les singes et les serpents en particulier. J'ai trouvé dans l'intestin d'un python plus de cent ascarides d'une espèce particulière; mais comme il arrive souvent dans les voyages, j'ai malheureusement égaré le flacon où je les avais recueillis.

Chez l'Européen, le tænia est très-commun, et cela doit être attribué au mode de culture maraîchère employé par les Chinois, dont les jardins fournissent à presque toutes les tables. On sait avec quel soin les cultivateurs de cette nation recherchent et emploient les engrais de toute nature; ils s'en servent même pour arroser leurs plants. On conçoit avec quelle facilité les tænias trouvent toutes préparées les conditions de leurs transformations.

Les médicaments indigènes que l'on peut mettre en usage sont l'écorce de grenadier, et paraît-il, celle de goyavier, et les semences de courges et de pastèques, dont les Chinois et les Annamites font un usage continuel, par goût et par passe-temps, après les avoir fait sécher ou griller légèrement.

III

Maladies chirurgicales, vénériennes et cutanées.

I. — Endémiques.

Ulcères de Cochinchine. — En Cochinchine, un grand nombre de soldats sont atteints aux membres inférieurs, de petites ulcérations présentant quelques caractères particuliers. Au début de notre occupation, on voyait quelques-unes de ces plaies acquérir une gravité extrême, s'étendre sur une large surface, et gagner ainsi la profondeur, détruire les muscles et même jusqu'aux os, nécessiter des amputations assez fréquentes. Aujourd'hui, soit que le traitement ait été perfectionné, soit que les conditions d'existence du soldat se trouvent changées, et que leur vie soit devenue plus sédentaire depuis que la pacification du pays est devenue générale, et que les expéditions, les marches ne se produisent qu'à l'état exceptionnel, ces ulcérations deviennent rarement dangereuses; mais elles sont toujours très-tenaces, et encore assez fréquentes pour que, dans chaque poste, on en ait toujours un certain nombre à soigner.

Chez les indigènes, il me semble que les mutilations

graves, les ulcères hideux d'aspect et que l'on rencontrait à chaque pas dans les villages, il y a quelques années, sont devenues plus rares, en sorte que l'on pouvait croire que nous avons assisté à notre arrivée à une épidémie d'ulcères, qui est en décroissance aujourd'hui. Cette observation n'a rien que de très-naturel si l'on admet, comme je le fais, sans réserve, l'opinion de M. Thorel et de quelques autres médecins, qui regardent l'ulcère de Cochinchine comme analogue, sinon identique à la pourriture d'hôpital, et par conséquent, épidémique, et contagieuse comme elle.

La dénomination d'ulcère de Cochinchine est mauvaise, car on le rencontre dans toute la vallée de Mé-Kong et jusqu'au Tong-King, où j'en ai vu plusieurs exemples.

L'ulcération, qui a généralement pour point de départ une petite écorchure, une piqûre de moustique qui s'enflamme. Il se forme une vesico-pustule, qui se transforme bientôt en une phlyctène d'un noir bleuâtre, remplie de pus ou de sanie noirâtre, qui s'écoule par une pression légère ; si l'on enlève l'épiderme qui recouvre cette plaie, on aperçoit une petite perte de substance, profonde, dont les bases sont taillées obliquement, et dont la surface est recouverte d'une fausse membrane d'un gris jaunâtre, plus ou moins épaisse.

Voilà pour le début ordinaire ; mais il peut arriver qu'une plaie quelconque due à un traumatisme antérieur devienne ulcéreuse, et se recouvre de l'enduit pultacé en question, avec tendance à l'envahissement, qui caractérise une des formes de la pourriture d'hôpital.

L'ulcère semble peu contagieux d'un malade à l'autre ; mais il a souvent été observé que le liquide de l'ulcération, coulant le long du membre sur une plaie simple située au dessous, la contamine rapidement. Les remarques de M. Thorel sur le mode de début des ulcères, observé maintes et maintes fois pendant le cours de leur voyage sur les membres de la commission et sur lui-même, sont des plus intéressantes et méritent d'être rapportées.

C'est toujours après avoir marché pieds nus dans les mares, dans les cloaques avoisinant les villages où les habitants présentaient beaucoup de plaies de cette nature, que ces courageux explorateurs se sont trouvés atteints, tandis qu'ils avaient pu marcher impunément des mois entiers au travers des forêts désertes, alors que leurs pieds, toujours nus par suite du manque de chaussures, étaient toujours plus ou moins blessés.

Le *traitement* qui réussit le mieux est l'application du sulfate de cuivre en solution saturée. Il se forme une croûte cristalline solide, d'un bleu verdâtre, sur laquelle on continue à appliquer chaque jour une couche de sel avec un pinceau de charpie. Au bout d'un temps variable, cette croûte tombe, laissant voir une cicatrice mince, lisse et rouge, qui doit être surveillée avec soin.

La teinture d'iode, la solution d'iodure de potassium au 10e, suivie du perchlorure de fer à 30°, donnent aussi de bons résultats. Quand l'ulcère s'étend en surface et en profondeur, il ne faut pas hésiter à avoir recours au fer rouge, *larga manu*.

Bien entendu, la position horizontale, le repos absolu, constituent des précautions indispensables.

Syphilis. — La syphilis est extrêmement répandue en Cochinchine, sur les Français aussi bien que sur les indigènes. A l'hôpital de Saïgon, sur une moyenne de trois cents et quelques malades, il y a toujours soixante-dix à quatre-vingts vénériens.

La vérole en elle-même ne présente rien de bien spécial. Elle n'offre pas, comme on l'a dit autrefois pour les pays chauds en général, de gravité exceptionnelle. L'apparition des accidents est peut-être un peu plus rapide.

Les accidents locaux qui suivent le chancre mou, les adénites, offrent plus d'intérêt pour nous, et je m'arrêterai un peu plus sur ce sujet.

Les bubons d'emblée, dont l'existence a été mise en doute en Europe, et qui ont été l'occasion de grandes discussions académiques, ne sont pas rares. L'adénite, une fois formée, qu'elle soit précédée ou non d'un chancre mou, marche vers la suppuration avec une grande rapidité, et alors, quelle que soit la méthode que l'on emploie pour donner issue au pus, que ce soit le caustique, le bistouri, la ponction même, que l'on abandonne le travail de suppuration à lui-même, presque toujours on voit les bords de la plaie s'ulcérer, se couvrir d'un enduit grisâtre, pultacé, se décoller plus ou moins profondément, et l'on se trouve en présence d'une ulcération interminable, aussi désespérante pour le médecin que pour le malade. Ce n'est pas du vrai phagédénisme; les ulcères ne présentent pas non plus la forme et la marche serpigineuses : on a là quelque chose qui se rapproche assez, comme aspect, de la pourriture d'hôpital. Le séjour prolongé au lit ou dans les salles, la nourriture toujours monotone, produisent une anémie rapide, si elle n'existait pas antérieurement, comme c'est le cas général, et cette situation n'est pas faite pour faciliter la tâche du médecin. On voit souvent les plaies et leurs cicatrices présenter une coloration pigmentaire d'un noir bleuâtre extrêmement foncé.

Le traitement de la syphilis constitutionnelle est très-difficile, parce qu'il faut éviter la diarrhée, qui se développe facilement dans les conditions où se trouve le malade, et qui force à chaque instant le médecin à suspendre une médication commencée.

L'uréthrite et l'épididymite n'offrent rien de particulier à noter.

Les médecins indigènes savent un peu mieux soigner la vérole que les autres maladies ; leurs remèdes, comme presque dans tous les cas, leur viennent des médecins chinois ; ils ont recours souvent au cinabre, pris en pilules, ou à l'extérieur en fumigations.

Il existe un traitement indigène de la chaudepisse assez curieux pour que je vous en parle. Le bananier est imbibé d'une séve très-astringente, et j'ai vu des Annamites atteints de chaudepisse prendre avec beaucoup de patience, après avoir creusé une cavité dans le tronc herbacé de ce végétal, une sorte de bain local prolongé. D'après des renseignements que j'ai recueillis, ils se serviraient aussi d'une infusion de *Datura metel*, très-abondant partout. Le remède est très-dangereux, et produirait parfois des accidents graves d'intoxication analogues à ceux de la belladone. La résine qui s'écoule du tronc des *dipterocarpus* peut remplacer parfaitement le copahu.

Je dois ici vous dire quelques mots de la prostitution en Cochinchine. M'adressant à des hommes de science, je n'ai rien à cacher, et vous allez voir que cette précaution oratoire n'est pas inutile.

La prostitution est aussi bien surveillée *que possible* à Saïgon et dans le grand centre de population voisin Cholon (traduction littérale : le Grand-Marché), la ville Chinoise, à 6 kilomètres de Saïgon. Les filles publiques, indigènes, chinoises ou européennes, passent régulièrement leur visite hebdomadaire, et celles qui sont trouvées contaminées, sont envoyées à l'hôpital de Cho-quan, réservé spécialement pour traiter les maladies de cette catégorie et les asiatiques indigents. Mais, là comme ailleurs, à côté de la prostitution réglementée, en existe une autre, à peu près insaisissable; je veux parler de la prostitution mâle, qui est, il faut bien le dire, très-répandue, au su et au vu de tout le monde. J'ajouterai que cette plaie a diminué d'une façon très-notable depuis quelques années, et qu'on peut espérer la voir disparaître.

Dans tous les postes munis d'un médecin, la visite doit aussi être passée chaque semaine. Le médecin touche même un supplément de solde de l'administration locale pour remplir cette corvée. Mais c'est une mesure le plus souvent illusoire. Les femmes ne viennent pas, se cachent, disparaissent pendant quelques jours; si l'inspecteur des affaires indigènes les chasse alors de l'arrondissement, elles vont exercer ailleurs leur ignoble industrie, et souvent, de guerre lasse, le médecin, quel que soit son bon vouloir, est forcé de toucher son supplément sans avoir passé une seule visite.

Pian. — Le pian est une maladie fort singulière, encore très-mal connue, et que certains auteurs rattachent à la syphilis. Elle se trouve aux Antilles, à la Guyane, à Madagascar, et aussi en Cochinchine, mais surtout au Cambodge. Elle s'y présente avec certaines particularités intéressantes, et je me propose de l'étudier d'une façon plus complète. Elle n'existe que sur les enfants, et disparaît spontanément vers huit ou dix ans, en laissant des cicatrices indélébiles. Elle n'est pas contagieuse, mais héréditaire. La peau est couverte partout de tubercules framboisés (framboesia) plus ou moins volumineux, peu douloureux, mais gênant les mouvements.

Maladies cutanées. — Les maladies cutanées sont très-répandues en Cochinchine, surtout chez les indigènes, grâce sans doute à leur malpropreté, à leur façon de vivre empilés les uns sur les autres, et peut-être aussi à leur nourriture, où le poisson salé et plus ou moins fermenté entre pour une large part.

Chez les Européens, sans compter les éruptions sudorales, on observe, surtout des eczémas interminables et l'herpès circinné qui présente comme caractère particulier de n'être pas contagieux. On emploie avec avantage pour le combattre un remède que nous a fourni la matière médicale annamite, et qu'il serait sans doute avantageux d'introduire en Europe. Je veux parler des feuilles de *Cassia alata*, bel arbusie que l'on trouve communément dans les jardins, et dans les lieux humides. Ces feuilles, réduites en poudre et humectées d'eau, ou de vinaigre, sont appliquées sur les endroits malades sous forme de cataplasmes : on en obtient de très-bons résultats; mais les récidives sont de règle. Cet herpès disparaît généralement après un court séjour en France.

Les Annamites sont sujets à une foule de maladies cutanées, qui ne diffèrent pas de ce que l'on a observé ailleurs, dans l'Inde, par exemple. Je citerai : *l'éléphantiasis* qui est rare, la *lèpre tuberculeuse*, la lèpre squammeuse, cette dernière commune, et produisant des désordres ou des difformités irrémédiables.

Il y a certainement un vaste champ d'observation pour le micrographe dans toutes les maladies, très-variées, que présente la peau des Annamites et des Cambodgiens, et qui n'ont jamais été étudiés avec les moyens d'investigation modernes.

Quant aux parasites, on peut dire que presque tous les indigènes en possèdent, et de même que beaucoup de races plus ou moins sauvages, ils ont l'habitude de se rendre le service de se les chercher réciproquement et... de les avaler, paraissant prendre un grand plaisir à ce singulier passe-temps.

Accouchements. — Chez les femmes européennes, l'accouchement n'est pas modifié par le climat, mais la grossesse est souvent traversée par une foule d'accidents ; il en est de même de l'état puerpéral. J'ai vu bon nombre de femmes mourir de péritonite.

Quant aux femmes indigènes, elles sont extrêmement fécondes, l'accouchement se fait, en général, avec une facilité merveilleuse, et c'est fort heureux, car si le travail s'arrête, si une difficulté quelconque se présente, mère et enfant sont en grand danger, et le seul traitement consiste à exposer la femme devant la porte de sa case, sur une claie de bambous, pendant que parents et amis battent du gong, du tam-tam, font une musique infernale destinée à chasser le mauvais esprit.

Après l'accouchement, les matrones scient le cordon ombilical au moyen d'un tesson de porcelaine ; l'enfant est à peu près abandonné à lui-même, sans langes ni maillot. La mère est souvent placée sur un lit de bambous à claire-voie sous lequel on étend une couche de charbon de bois allumé. La nouvelle accouchée reste dans cette cruelle position pendant plus de huit ou dix jours, exposée à une température très-élevée, et au dégagement de l'oxyde de carbone. Cette singulière pratique n'est peut-être pas aussi ridicule qu'elle en a l'air au premier abord. On sait, en effet, que la péritonite puerpérale a été regardée comme une maladie infectieuse d'origine miasmatique. Le fait est sans doute vrai dans un certain nombre de cas, sans qu'il soit possible encore de déterminer d'une façon quelconque la nature de miasme. Si l'on considère la disposition des cases annamites, généralement closes de presque tous les côtés, sans air, sans lumière, posées sans plancher ni carrelage, sur les rives boueuses des arroyos, on conviendra qu'il est possible que le feu par son action dépurative sur l'air, par les sueurs abondantes qu'il provoque, détermine une action salutaire. Enfin, l'oxyde de carbone lui-même en hyposténisant tout l'organisme de la femme, ne doit pas être inutile.

Des Annamites, interrogés par moi, à ce sujet, m'ont décrit une maladie assez analogue à la péritonite avec éclampsie, qui se produirait souvent quand on néglige cette coutume extraordinaire.

Les enfants sont menés au bain très-souvent, plusieurs fois par jour, quel que soit leur âge. Aussi semblent-ils là dans leur élément naturel. Ces enfants sont très-gentils, très-doux, s'élevant tous seuls, ne criant et ne pleurant presque jamais.

II. — Traumatismes et opérations chirurgicales.

Il y aurait à faire en Cochinchine un chapitre important d'une étude, très-difficile il est vrai, mais très-intéressante au point de vue de l'ethnologie comparée et de la physiologie : ce serait celle qui aurait pour but de rendre compte de la facilité avec laquelle les races de l'Extrême-Orient, semblables en cela aux Nègres, aux Arabes, etc., résistent aux traumatismes les plus graves, qui tueraient infailliblement les Européens, et de rechercher le pourquoi de ces différences.

Pour vous montrer tout l'intérêt qui s'attache à cette question, laissez-moi vous citer ces lignes de notre grand physiologiste, Cl. Bernard :

Chez tous les vertébrés, les éléments nerveux sont nettement séparés en moteurs et sensitifs. Mais, parmi ceux-ci, il se crée encore une multitude de nuances et de distinctions qui marchent parallèlement au développement graduel de tous les phénomènes nerveux, moteurs et sensitifs.

Il est impossible, sous ce rapport, d'assigner les limites où doit s'arrêter cette différenciation, c'est-à-dire ce perfectionnement des espèces et des individus. En effet, si nous admettons qu'un simple changement dans l'arrangement moléculaire de la matière organisée puisse amener ces différences fonctionnelles, nous concevrons que, sous l'influence de modificateurs nombreux, il survienne des différences physiologiques variées à l'infini, amenées tantôt d'une manière durable, tantôt d'une façon transitoire.

C'est par des changements de cette nature que se produisent sans doute certains caractères physiologiques des races animales. J'ai constaté, par exemple, que chez les différentes races de chevaux ou de chiens, le système nerveux présente de très-notables différences dans ses propriétés. J'ai observé que la section du grand sympathique au cou, chez les chevaux de race anglaise, amène aussitôt une grande élévation de température dans la tête et dans le cou, qui se couvrent d'une sueur abondante, tandis que chez les chevaux de race bretonne, le phénomène est à peine marqué. J'ai constaté également qu'en agissant également sur le système nerveux sympathique abdominal chez les chiens de chasse et chez les chiens de berger, les premiers mouraient constamment d'une opération que les seconds supportent bien. Ce que l'on appelle le *sang*, dans les races, réside dans les propriétés du système nerveux.

C'est dans des modifications matérielles encore plus délicates et plus fugaces, qui parfois se réduisent à un simple changement dans la proportion d'eau de la substance constituante des éléments, que nous devons trouver l'explication de certaines variétés individuelles que les zoologistes négligent, mais que les médecins caractérisent et désignent sous le nom d'idiosyncrasies. (Cl. Bernard, *De la Physiologie générale*, note 53, p. 247-248.)

Ces paroles sont absolument applicables aux races humaines, qu'il serait d'une haute importance d'étudier sous ce rapport. Elles m'ont remis en mémoire une foule d'observations, tant personnelles que disséminées dans divers travaux des médecins de la marine et de l'armée, desquelles il résulte, sans qu'on ait besoin d'avoir recours à l'expérimentation directe, impossible sur l'homme, que les diverses races présentent des différences énormes, relativement à la résistance, aux traumatismes et aux opérations chirurgicales.

La race annamite est une des mieux douées (ou des plus mal partagées, suivant les appréciations) sous ce rapport. Je ne puis ici vous relater tout au long mes observations, que je compte bien publier un jour, quand j'en aurai rassemblé un plus grand nombre. Chez eux, les opérations les plus graves ont chance de réussir, et on les voit se guérir naturellement, sans réaction, sans inflammation, des blessures les plus étendues. Je pourrais vous en rapporter de curieux exemples.

Il y aurait aussi des conclusions pratiques intéressantes à tirer de là; par exemple : on ne peut être autorisé à conclure de la valeur d'un procédé chirurgical tant qu'il n'a pas été expérimenté sur les races supérieures.

Les Européens, au bout d'un certain temps de séjour, lorsqu'ils n'ont pas été trop affaiblis par des maladies antérieures, et qu'ils n'ont contracté que cette anémie que j'appellerai normale, qui semble un acheminement vers l'acclimatement, guérissent mieux des blessures qu'ils reçoivent. L'observation n'est pas nouvelle, mais j'ai été à même d'en constater plusieurs fois la vérité.

www.ingramcontent.com/pod-product-compliance
Ingram Content Group UK Ltd.
Pitfield, Milton Keynes, MK11 3LW, UK
UKHW031956260826
14628UKWH00005B/2103

9 782019 725907